LA DERNIÈRE GARDE D'UN INTERNE

SIMPLE RÉCIT

PAR ÉMILE GILBERT

INTERNE

PHARMACIEN DES HOPITAUX DE PARIS.

PARIS

CH. ALBESSARD ET BÉRARD ÉDITEURS

RUE GUÉNÉGAUD, 8;

Même maison à Marseille, rue Pavillon, 25.

1860

PARIS. — IMPRIMERIE BONAVENTURE ET DUCESSOIS,
55, QUAI DES GRANDS-AUGUSTINS.

I

Pour certaines âmes, la reconnaissance n'est pas seulement un devoir; elle est un impérieux besoin.

Bien des noms me sont chers, à divers titres :

Ma *mère* a toujours été pour moi affectueuse, tendre et dévouée jusqu'au sacrifice.

Mon *frère*, en m'entourant de la plus vive et de la plus constante sollicitude, a voulu me rendre moins cruelle la perte de l'excellent père que nous pleurons.

Mon oncle, M. *Martin*, juge au tribunal de première instance de Moulins, m'a soutenu, en tout temps, de ses conseils, de ses encouragements et de sa cordiale sympathie.

M. *Lecoq*, professeur à la faculté des sciences de

Clermont, a bien voulu guider mes premiers pas dans la carrière que j'ai choisie, et je dois à son bienveillant patronage d'avoir pu surmonter les difficultés et les obstacles qu'on rencontre, au début, dans toutes les professions, en pharmacie surtout.

M. *Nolet* m'a généreusement offert sa précieuse amitié, dont je suis fier, parce que c'est à la fois un noble caractère et un charmant esprit.

Les souvenirs attachés à chacun de ces noms aimés, après avoir été ma consolation et mon espérance, seront désormais la source toujours vive et toujours bienfaisante où j'irai puiser les forces et le courage nécessaires dans l'accomplissement des nombreux devoirs de ma profession.

Je n'oublierai jamais que, sur les bancs de l'école et dans le service des hôpitaux, quand j'étais loin de ma famille, ces doux et salutaires souvenirs donnaient des ailes à ma volonté que souvent, hélas ! les mécomptes, les déceptions et l'envie mettaient à une rude épreuve.

Si, du moins, j'avais pu chaque jour confier à un ami mes tribulations et mes souffrances, leur poids m'eût paru moins lourd et je l'aurais sans doute porté légèrement !

Mais où trouver, à Paris, cet ami de toutes les heures? Je l'aurais, cela va sans dire, vainement cherché.

Dans toutes les crises que j'avais à traverser, c'est au travail seul que je demandais des consolations. Il m'en donnait par surcroît et me rapprochait en même temps du but où tendaient mes efforts et mes études.

Je m'étais donc assez facilement résigné à n'avoir pas d'autre confident que moi-même.

Un soir, cependant, je reçus à l'hôpital de la Charité, où j'étais de garde pour la dernière fois, la visite d'un homme du plus grand mérite, avec lequel j'étais depuis plusieurs années en respectueuses relations.

Il savait que le temps réglementaire de mon internat était révolu et que j'allais bientôt quitter Paris.

Craignant qu'un trop brusque départ ne le privât de mes adieux, il était venu lui-même me serrer la main.

Le cours naturel d'une longue et intime conversation amena ce jour-là, sur mes lèvres, des confidences que je n'avais encore faites à personne.

Dix heures sonnèrent bientôt à l'hôpital de la Charité.—Il fallait nous séparer.

Je me levai pour accompagner mon aimable visiteur; il avait les larmes aux yeux.

« Je vous en veux, me dit-il, de m'avoir si long-
« temps caché vos souffrances. Ce soir même vous
« n'en n'avez pour ainsi dire pas parlé!... Mais je

« vous ai deviné.... Et savez-vous ce qui vous a « trahi?..... C'est la réserve même et la discrétion « des quelques plaintes que votre cœur blessé n'a pu « retenir..... Ce n'est pas bien..... j'aurais pu vous « être utile!..... J'aurais été un véritable ami pour « vous!..... La manière dont vous avez parlé, ce soir, « de votre famille et de vos bienfaiteurs me fait re- « gretter de n'avoir pu vous obliger moi-même..... « Si jamais..... »

—Est-ce que la reconnaissance n'est pas un devoir, un devoir strict? m'écriai-je aussitôt. Pour moi, elle est encore un besoin, dont la satisfaction, je l'avoue, m'a toujours causé les joies les plus pures, les plus vraies, les plus vives. A mon avis, les ingrats doivent être bien malheureux..... Vous alliez, je crois, m'offrir vos services..... Je vous ai arrêté..... Dans votre position et avec votre fortune, il vous est facile d'obliger, je le sais..... mais je vais modestement m'établir en province, et j'espère m'assurer par mon activité, mon zèle et mes efforts.....

M. X*** ne me laissa pas achever.—« Je vous « souhaite, reprit-il, le plus brillant avenir. Vous « méritez de réussir, vous réussirez.... Mais l'homme « propose et Dieu dispose... Je vous prie d'agréer, « mon jeune ami, les vœux ardents que je fais pour « votre bonheur, et je vous promets en même temps « tout mon dévouement, s'il est un jour nécessaire.

« Prenez acte de ma promesse; elle est sincère. »

M. X*** était ému et attendri. Son émotion m'avait gagné. Je voulais lui répondre, le remercier..... les paroles expiraient sur mes lèvres. Il comprit mon embarras et mon désir, et, par une gracieuse transition, sauvant ma timidité d'un complet naufrage, il ajouta :

« Vous me remercierez quand je vous aurai rendu des
« services. En attendant, ayez vous-même la bonté de
« m'être agréable et de m'obliger..... Ce soir, j'ai pu
« me faire une idée exacte de la vie et des mœurs
« de l'interne des hôpitaux de Paris. Avec toute leur
« imagination et tout leur esprit, les romanciers
« nous l'ont gâté, et, quels que soient les mérites
« qu'ils lui aient accordés, il vaut encore mieux que
« sa réputation. J'ai pris ce soir la nature sur le fait,
« et les scènes auxquelles j'ai assisté ont eu pour moi
« plus de charme et d'attrait que les inventions des
« plus habiles conteurs. Je veux garder, le plus
« longtemps possible, le souvenir de cette soirée,
« dont la date, du reste, n'est pas sans importance
« pour vous, puisque vous *montez* aujourd'hui votre
« dernière garde..... d'interne... et que, bientôt, vous
« irez librement exercer votre profession en pro-
« vince, loin du vaste champ de bataille où vous
« avez fait vos premières armes..... D'après ce que
« j'ai vu, il me semble qu'il ne vous sera guère pos-
« sible de dormir cette nuit..... Eh bien ! je vous

« demande de me consacrer les moments de répit
« que vous laisseront vos malades..... Après mon
« départ, vous vous mettrez à cette table (la table de
« la salle de garde)..... J'aime la couleur locale.....
« Vous avez du papier, des plumes et de l'encre
« autant qu'il vous en faut..... et vous me résume-
« rez, en un court récit..... aussi court que vous vou-
« drez,..... la soirée que j'ai eu la bonne inspiration de
« venir passer avec vous.....Le titre est tout trouvé;...
« et quel titre !..... *la Dernière Garde d'un interne !*.....
« C'est d'un mystérieux et d'un dramatique !..... Si
« Anne Radcliffe y eût songé, elle nous eût laissé vingt
« volumes de plus !..... Je ne vous demande, moi,
« qu'un simple récit..... moins que rien. »

Cette péroraison fut pour moi un coup de foudre. J'étais stupéfait, anéanti. Je me hasardai à plaider la question d'incompétence : à l'école et dans les hôpitaux, on apprend à faire des collyres, des sirops ; et des juleps ; on n'apprend pas à faire des récits. — M. X*** se boucha les oreilles et me regarda en souriant. —J'invoquai le bénéfice des circonstances atténuantes; il conserva la même attitude et le même sourire.

M. X*** est aussi respectable par son âge que par sa position. Je dus souscrire à sa volonté et m'exécuter de bonne grâce.

C'est ce simple récit que j'offre aujourd'hui aux personnes dont je prononçai alors les noms aimés.

J'ai voulu leur montrer que ma reconnaissance a toujours été et sera toujours digne de leurs bienfaits.

Paris, ce 6 juin 1860.

ÉMILE GILBERT.

II

Le 29 mars 1860, j'étais de garde pour la dernière fois à l'hôpital de la Charité.

Interne des hôpitaux de Paris depuis quatre ans, j'avais atteint la limite réglementaire de mon mandat; et j'allais recouvrer mon indépendance et ma liberté.

Mais on ne quitte pas sans une certaine émotion les lieux où l'on a longtemps vécu, dans toute la force de l'âge et des illusions, au milieu de collègues du plus charmant esprit et de la plus joviale humeur.

On n'entendra plus la parole éloquente des maîtres de la science dans le service desquels on était placé, et on ne peut s'empêcher de regretter les précieux enseignements qu'on recueillait tous les matins à leur visite, au pied du lit des malades.

Que d'agréables et utiles relations en un instant rompues! Les doux liens que l'amitié avait formés vont être brisés.... et peut-être pour jamais! Cette administration, qui m'avait adopté comme un de ses enfants, qui m'avait prodigué les témoignages les plus flatteurs de sa bienveillance et de son estime, je ne lui appartiendrai bientôt plus! J'aurai demain toute ma liberté et toute mon indépendance; mais il me faudra désormais, sans appui et sans soutien, affronter avec mes seules forces tous les hasards et tous les périls de la profession!.....

Ces pensées et mille autres, aussi tristes, traversaient mon esprit en y laissant leur noire empreinte, et m'auraient inévitablement plongé dans un morne et profond abattement, quand, tout à coup, faveur du ciel, on m'annonce une visite.

Il était huit heures du soir.

L'annonce de cette visite me causa une joie aussi vive que celle que pourrait ressentir un enfant d'Israël en apprenant la venue du Messie.—Un de mes bons collègues avait sans doute voulu adoucir les rigueurs de ma dernière garde et venait me tenir compagnie?—Il était deux fois le bienvenu.

Quelle ne fut pas ma surprise quand je me trouvai en présence, non d'un camarade, mais de M. X*** !

Un homme de son âge et de sa position, venir visiter à l'hôpital, à huit heures du soir, un pauvre interne! c'était à n'y pas croire.

—Vous,... ici,... Monsieur X*** ! — telles furent les premières et les seules paroles que je balbutiai en lui tendant la main.

Mon trouble et ma confusion étaient extrêmes.

—Moi-même..... répondit M. X***, du ton le plus simple et avec un fin sourire. Je voulais vous faire une surprise; j'ai réussi au delà de mon désir. Rassurez-vous donc, mon jeune ami, et ne voyez dans ma visite qu'une preuve évidente de mon amitié.

Je le priai de s'asseoir dans le fauteuil, plus ou moins rembourré et plus ou moins présentable, qui décore la salle de garde. Il fallait une excuse; j'en hasardai une : c'est notre chaise curule que je vous offre; le meilleur interne du monde ne peut donner que ce qu'il a.

—Je n'ai jamais été plus à l'aise, répondit avec bonté M. X***.

Impatient de savoir ce qui m'avait valu l'honneur de sa visite, à la fois si opportune et si imprévue, je repris aussitôt : Votre présence ici est un miracle que, seul, vous êtes capable d'expliquer; en me comblant de joie, elle excite ma curiosité..... à un point.....

—Qu'il vous faut immédiatement une explication,

n'est-ce pas? soyez satisfait : J'ai appris hier que le temps de votre internat était expiré ou bien près de l'être, et que votre intention était de partir, sans délai, pour Moulins, *la ville du bonheur,* comme vous l'appelez. J'avais à cœur de vous faire mes adieux et de m'informer de vos projets d'avenir. Mes sympathies pour vous datent de loin ; le temps n'a fait que les fortifier ; et je m'intéresse à vous comme à mon plus vieil ami.—Je me suis donc présenté chez vous, ce soir. On m'a dit que vous étiez de garde. Je me suis rendu à la Charité.....

—Mille fois merci!......

—Rien de moins miraculeux, vous le voyez ; et si je suis brusquement tombé dans votre salle de garde, je n'arrivais pas du ciel, comme la *manne* qui nourrit les Hébreux pendant quarante ans dans le désert de Sin.—L'*Exode* qui raconte cela dit encore qu'à la prière de Moïse la terre fut couverte d'une rosée blanche, sous la forme de graines qui, écrasées, donnaient une excellente farine propre à faire du pain. Je ne sache pas que la manne que vous employez en pharmacie puisse, avec ses propriétés purgatives, servir d'aliment et donner une farine propre à faire du pain. De quelle manne se nourrissaient les Hébreux? La science a dû se préoccuper de cette question et chercher à expliquer, selon les lois de l'éternelle Providence, le miracle consigné dans la *Genèse?*

Vous autres, pharmaciens, vous connaissez toutes les sortes de mannes et leur histoire ; et vous allez me renseigner. Je ne vous cache pas que je suis un peu sceptique, et que ce miracle m'a donné souvent à réfléchir ; qu'il me tourmente depuis longtemps, et que je désire savoir à quoi m'en tenir... Dans le monde, on n'a guère le temps de s'instruire ; les devoirs qu'il impose laissent à peine respirer. On y deviendrait bien vite ignorant, au milieu de ses futiles plaisirs, si on ne l'avait toujours été. En vérité, je me félicite d'avoir eu l'idée d'entrer à l'hôpital de la Charité. En venant vous voir, tout aura été pour moi plaisir et profit. Une innocente plaisanterie m'a échappé tout à l'heure ; le choc de la conversation l'avait fait jaillir ; et voilà que, sans m'en douter, je soulève une des questions les plus anciennement controversées. Est-elle aujourd'hui résolue ?—C'est ainsi qu'un mot plaisant réveille et amène souvent les plus graves pensées.—Si vous pouviez dissiper mon inquiétude et satisfaire ma raison, quel service vous m'auriez rendu ! J'ai le malheur de ne croire ni au surnaturel ni au merveilleux !

—Pour qui me prenez-vous ? mon cher monsieur X*** ; mais ne je suis ni un savant ni un philosophe, et, si grand que soit mon désir de vous plaire, je suis forcé de vous avouer que sur la question qui vous occupe, comme sur bien d'autres, ma raison n'est pas plus complètement édifiée que la vôtre. Faites comme moi : les choses que vous avez longtemps et vainement cherché à comprendre, n'y pensez plus.

—Je prétends, moi, qu'on ne doit pas se lasser d'y penser et d'y réfléchir, et je suis sûr que c'est par pure modestie que vous refusez de me faire part de ce que vous savez sur ce point. La manne,..... mais vous ne connaissez que cela. De grâce, mon ami, parlez; je vous écoute.

—Vous le voulez absolument?.... Je vous obéis.... Voici quel est, à peu près, l'avis de la science sur le miracle de la manne :—Les savants s'en sont depuis longtemps préoccupés, et, pour l'expliquer, ils se sont d'abord adressés au texte hébreu; mais toutes les interprétations ont été déclarées insuffisantes. Alors les naturalistes se sont mis à l'œuvre, et leurs observations ont jeté une certaine lumière sur la question. —Quand, à la prière de Moïse, la terre fut couverte de la rosée blanche sous forme de graines qui, écrasées, donnaient, selon l'*Exode*, une excellente farine propre à faire du pain, le peuple étonné cria : *Man-hu?* (qu'est-ce que cela?), et de cette exclamation naquit le mot *manne*, appliqué à des productions bien différentes de cette manne miraculeuse, mais toutefois d'un aspect analogue.—La manne de nos officines, qui nous vient de Sicile et de la Calabre, n'a pas pu produire cette manne quotidienne qui se renouvelait sans cesse et qui d'ailleurs n'avait pas les propriétés purgatives qu'on observe dans les mannes grasses ou en larmes. — C'est un fait reconnu. — Mais les naturalistes ont admis jusqu'ici que la manne des Hébreux était bien une manne, ou séve concrète sucrée toute particulière, qui exsude de certains arbres ou arbrisseaux, soit naturellement, soit par des piqûres d'insectes, soit enfin par incisions artificielles; et que les mannes de l'Orient offraient bien les caractères de celles des Israélites. — M. Hallé croit la reconnaître dans la manne de Perse ou manne *alhagi*, qui se trouve sur les branches épineuses d'un arbrisseau de la famille des légumineuses, qui a la blancheur de la neige, et consiste en grains assez semblables aux grains de coriandre ; on les récolte avant le lever du soleil, parce qu'après ils se fondent et ne se détachent plus des branches. — Un très-grand nombre de naturalistes prétendent, de leur côté, que la véritable manne de l'Écriture est la manne fournie par un arbrisseau, appelé *tarfa*, qui n'est autre qu'un tamarix, et qu'on rencontre fréquemment dans les déserts du Sinaï, les mêmes qui furent traversés par les Israélites, lors de leur émigration. Cet arbrisseau est extrêmement répandu en Nubie, en Arabie, et sur les bords de l'Euphrate. La manne qu'il donne, goutte, dans le mois de juin, de ses rameaux, sur les feuilles et les branches qui recouvrent le sol ; on la récolte avant le lever du soleil, car elle fond aussitôt que l'astre apparaît. Les Arabes la mondent de ses impuretés, la font bouillir, et la conservent dans des outres de cuir pour la manger, comme du miel, sur leur pain azime. — Telles sont les opinions généralement professées par les savants. Cependant.....

—Les savants, je le vois, n'en savent guère plus que moi-même sur cette intéressante question ; ils sont loin, malgré leurs efforts et leurs observations, d'avoir expliqué le miracle, qui restera, probablement, toujours un mystère et une énigme impénétrables à l'esprit humain.

En effet, la manne du tamarix ne peut constituer à elle seule la manne de l'Écriture, puisque cette dernière tombait du ciel sur le sol, tandis que celle des Arabes provient des tiges, des rameaux ou des feuilles de certains arbres et qu'elle s'y dépose sans pouvoir se disséminer dans l'atmosphère.

La manne de l'Orient manque souvent, et dans tous les cas ne se forme que tous les mois ; celle de la Bible est tombée dans toute l'année et sans interruption, pendant quarante ans.

La manne des Arabes ne peut servir que de condiment, elle ne peut se réduire en farine, ne peut servir à faire du pain. — Donc.....

—Ne vous pressez pas tant de conclure : je ne vous

ai pas encore dit le dernier mot de la science : — M. le docteur O'Rorke a publié, tout récemment, un important travail d'où il résulterait que l'origine de la manne des Hébreux doit être, désormais, attribuée à un lichen.

La famille des cryptogames est, vous le savez, riche en espèces et en variétés ; les végétaux qui la composent errent sur les rochers, sur la partie dénudée du sol, et, bien que sans racines apparentes, ils s'y développent, s'y multiplient ; et pour les lichens, par exemple, la vie n'a, pour ainsi dire, pour eux, pas de limite.

Tous les lichens sont riches en fécule ; la plupart contiennent une matière gélatineuse azotée qui les fait rechercher pour l'alimentation dans les contrées privées de céréales, sans parler des espèces qui renferment des principes médicamenteux ou industriels.

En Norwége et dans tout le pays scandinave, la farine de lichen est préférée à la farine de blé, car on lui attribue une valeur alimentaire double de celle du froment.

Le lichen auquel M. O'Rorke attribuerait le rôle de la manne des Israélites serait l'espèce connue sous le nom de *lichen esculentus* de Pallas, des genres *lecanora* et *parmellia*, très-abondant en Perse, en Tartarie, en Crimée et dans l'Asie Mineure. Il se présente sous la forme de petits grains anfractueux, arrondis, qui, arrivés au maximum de leur développement, atteignent la grosseur d'un pois. Il est de couleur fauve, très-léger, et sa cassure est blanche et farineuse. Ce lichen forme à la surface du sol, où il est porté par les vents, des couches épaisses de plusieurs pouces. Il ne se trouve jamais sur les arbres, mais toujours à terre, et, dans les contrées que je viens de nommer, il constitue véritablement le pain des pauvres, car les habitants le récoltent, le pilent et en font une espèce de pain qui sert presque exclusivement à leur alimentation ; aussi prétendent-ils que c'est une graine qui tombe du ciel.

Le docteur Léveillé assure qu'une pluie de ce genre de lichen fut observée en Crimée, en 1845, qu'elle couvrit le sol sur une épaisseur de plusieurs pouces, et que les habitants s'en nourrirent pendant plusieurs jours.....

—Mais le véritable pain du désert ne pouvait être autre chose que ce *lichen esculentus!* Le docteur O'rorke a raison : puisque ce lichen seul croît toute l'année, qu'il semble sortir de terre ou être tombé du ciel, qu'il n'adhère à aucun arbre et à aucun rocher, qu'il peut facilement se réduire en poudre et constituer un mets très-nutritif. — Il est évident que la manne de l'Écriture était un lichen, le *lichen esculentus!.....*

—C'est possible; mais M. O'Rorke n'a pas expliqué

cette absence de manne les jours du sabbat, et a laissé aux commentateurs de Moïse le soin de la justifier! L'explication même du miracle de la manne n'est donc pas complète, et le miracle subsiste toujours, malgré la science. Faites comme moi, je vous le répète : ne vous acharnez pas à poursuivre la solution de problèmes peut-être insolubles......

—Le docteur O'Rorke, à mon avis, a complétement résolu le problème qui me préoccupait, quoi qu'il en soit de cette absence de manne les jours du sabbat. La science, mon cher ami, c'est le pain de la raison et le salut de l'humanité. Vous le savez, du reste, mieux que moi, vous qui vivez, tous les jours, par elle et pour elle. La science, quoi qu'il arrive, aura toujours en vous un fidèle interprète et un serviteur zélé. Je vous remercie avec effusion de tous les efforts que vous avez bien voulu faire, à ma prière, pour surmonter votre modestie. Je vous ai écouté avec une religieuse attention, parce que vous avez parlé comme un maître. Quand on a votre instruction, on ne doit pas avoir votre timidité. J'espère bien que vous ne vous établirez pas ailleurs qu'à Paris ; et je vous ferai connaître, je vous prendrai même sous mon patronage, si vous le voulez bien......

—Je n'ai pas autant de mérite qu'il vous plaît de m'en attribuer, mon cher monsieur X****.— En m'envoyant à Paris, on m'avait dit que je n'étais pas riche et que je tenais mon avenir entre mes mains. Je me suis mis au travail, dès mon arrivée, avec toute l'ardeur que comporte la jeunesse, avec la ferme volonté d'atteindre quand même le but que je m'étais proposé. Je ne me suis laissé arrêter ni par les cailloux ni par les ronces du chemin. Rien n'a pu rebuter mes persévérants efforts; ni les mécomptes, ni les déceptions, ni la jalousie, ni l'envie. Cours de l'école, conférences, examens, concours de l'internat, j'ai rempli toutes les obligations et passé par toutes les épreuves qui ouvrent les portes de notre profession. Nos illustres profeseurs n'avaient pas d'auditeur plus assidu et plus attentif que moi; et le peu que je sais, c'est à eux que je le dois; c'est donc à eux que je reporte les éloges que vous m'adressiez tout à l'heure. Vous m'avez fait entendre que je devais m'établir à Paris. Votre patronage est assez puissant pour m'être utile, et j'y réussirais, sans doute, grâce à votre amitié ; mais la vie de Paris, je vous le déclare, n'a pas d'attrait pour moi. Paris est pour les riches oisifs la terre promise des jouissances et des distractions; moi, j'y mourrais d'ennui.

Tout est factice ici, l'amitié comme la richesse. Ces raffinements du luxe, ces élégances, ces plaisirs sensuels, qui font de Paris une ville à part, n'ont rien de séduisant pour moi. Il me semble que j'y serais mal à l'aise et que je m'y acclimaterais difficilement.

J'ai hâte de revenir dans ma chère province. Je suis décidé à me fixer dans le Bourbonnais. C'est là que je suis né, c'est là que j'ai passé toute mon enfance et une partie de ma jeunesse ; là est ma famille, là sont mes amis, mes plus anciens amis. Je m'y établirai, c'est résolu.

—Je déplore votre résolution. Aller s'ensevelir en province, quand on pourrait facilement réaliser une rapide fortune.....

—En province, on devient rarement riche dans notre profession ; mais je place au-dessus de tous les biens la vie calme, paisible et heureuse qu'on y mène.

—Je vous vois déjà marié et père de famille...... C'est toujours par l'hymen et la paternité que le bonheur commence, en province.....

M. X**** fut interrompu par l'arrivée d'un garçon de salle. — Eh bien ! Joseph, qu'y a-t-il de nouveau ? lui demandai-je aussitôt. — Oh ! rien...., Monsieur, me répondit-il,.... c'est le numéro 20 qui perd tout son sang..... Une hémorrhagie s'est déclarée..... Il a été amputé ce matin.... Les ligatures.... — Sans lui répondre, je saisis la prescription de l'interne-médecin de garde qu'il me présentait, je la lus et m'empressai d'aller chercher à la pharmacie le remède ordonné. En le lui remettant, je m'aperçus, non sans étonnement, que M. X**** m'avait suivi et qu'il était près de moi. Joseph ne fit qu'un bond de la pharmacie à la salle où il était attendu.

—Si je n'ai pas songé à m'excuser de vous laisser seul dans la salle de garde, dis-je à M. X****, j'espère que vous me pardonnerez ; le cas était urgent, et.....

—De grâce, ne continuez pas, répondit-il. Des excuses ! quand vous faites votre devoir avec un zèle et un dévouement qui vous honorent et que j'admire, parce qu'ils sont tout à fait désintéressés. Assez et trop d'excuses comme cela, mon cher ami. Ce serait me faire injure que......

— Rien ne dispense de la politesse.

—La politesse dispense trop souvent du devoir et du dévouement; c'est la monnaie courante de l'égoïsme, tandis que le désintéressement......

—En vérité, monsieur X****, vous donnez trop d'importance à la scène toute naturelle dont vous avez été témoin. On voit bien que vous n'avez jamais mis les pieds dans les hôpitaux de Paris. Vingt fois par jour des scènes semblables s'y passent et s'y renouvellent. Les malades y sont l'objet des soins les plus attentifs et les plus délicats. Les soins et les attentions semblent même grandir en raison de la gravité des maladies. On met de l'amour-propre et une certaine vanité à combattre victorieusement les cas difficiles ou désespérés. C'est à qui pourra se vanter d'avoir sauvé, bon an mal an, le plus de victimes.

Tout le monde, depuis l'administrateur en chef jusqu'au plus humble employé, chacun, à son poste et dans son service, concourt avec ardeur à l'œuvre commune.

—Je vous crois,..... le brave garçon qui vient de nous quitter n'a-t-il pas emporté en courant le remède que vous lui avez remis? On eût dit qu'il s'agissait de sauver sa mère.

—Il n'est pas rare de voir des garçons de salle s'intéresser et s'attacher à leurs malades au point de le devenir eux-mêmes, quand la terminaison est fatale; et, sans être tous aussi tendres ni aussi sentimentals, les garçons de salle font généralement très-bien leur service.

—C'est déjà beaucoup; car, familiarisés qu'ils sont avec la souffrance et la mort, leur cœur doit promptement s'endurcir, et ils doivent bientôt tomber dans une brutale indifférence.

—Détrompez-vous. — Le vieux soldat chevronné, qui est criblé de blessures, qui, dans vingt campagnes, a résisté à des privations et à des souffrances de toutes sortes, auxquelles ont succombé un grand nombre de ses frères d'armes, qui a mille fois vu la mort en face et à côté de lui, est généralement plus humain que les recrues qui n'ont jamais vu le feu. Si, les jours où il fut le plus grièvement blessé, vous aviez pu l'interroger, à l'ambulance, sur son état ou sur celui de ses compagnons de douleur, il vous eût certainement répondu comme Joseph tout à l'heure : « Oh ! ce n'est rien, monsieur ; » et quelques mois après, à votre grand étonnement, vous auriez peut-être reconnu ce vieux soldat dans quelque ville de garnison, au milieu d'un groupe d'enfants et de vieillards, occupé à leur plaire, heureux de leur être agréable et leur prodiguant à tous toutes les attentions et tous les soins imaginables.

—La bonhomie du vieux soldat est, en effet, proverbiale; et j'ai pu moi-même la constater plusieurs fois..... Il est possible.....

—Croyez-moi : le continuel spectacle de la souffrance et de la mort n'endurcit pas le cœur ; il l'attendrit, au contraire ; il dispose l'âme à une sorte de stoïcisme charitable et bienveillant qui, dans les hôpitaux surtout, est bien nécessaire, car la maladie s'y présente souvent sous les plus affreux aspects et sous les formes les plus repoussantes. Si vous aviez seulement passé la matinée à la Charité, vous seriez étonné vous-même de la diversité et du nombre de qualités que doivent réunir ceux qui se dévouent au soulagement et à la guérison des malades dans les hôpitaux. Les chirurgiens et les médecins visitent leurs salles avec une noble impassibilité, s'approchent du lit de chaque malade, interrogent minutieusement le patient et ne formulent qu'après mûre réflexion le pronostic et le diagnostic de la maladie. Après avoir fait à leurs élèves présents, et qui les entourent dans un religieux silence, les remarques que comporte la gravité ou la singularité des cas, ils se retirent, laissant partout des germes de consolation et d'espoir. La visite terminée, les pharmaciens se rendent au laboratoire pour y préparer les remèdes ordonnés en leur présence et dont ils ont pris note au pied du lit des malades. Rien n'est oublié, rien n'est négligé. Chacun de nous rivalise d'ardeur et de ponctualité. Notre digne chef est, du reste, au milieu de nous, surveillant avec un zèle admirable la parfaite exécution du service.

—Un pharmacien ne saurait se former à meilleure école, mon cher ami. Aussi bien est-il inconcevable que vous ne restiez pas à Paris, je vous le répète.

—A vous entendre, on dirait que la province n'a eu et n'aura jamais que des ombres de pharmaciens. Elle compte, au contraire, beaucoup de maîtres dont le mérite et le talent brilleraient partout d'un vif éclat, et qui ont modestement préféré, à la réputation et à la fortune qu'on acquiert dans les grands centres de population, le bonheur paisible qu'on trouve, en province, au sein d'une famille aimée ou auprès d'elle.

—Dieu me garde de médire de vos futurs confrères ! j'ai seulement voulu dire que le mérite et le talent ne sont pas toujours dignement appréciés en province, et que j'avais rêvé pour vous autre chose que la vertueuse obscurité qui vous attend dans une officine provinciale.

—Pour moi, je n'aspire pas à autre chose, je vous le répète et je vous le répéterai toujours.

—Je m'incline devant cette énergique et franche expression de votre volonté. Je n'insisterai plus.

—Mais je m'aperçois que nous sommes debout depuis bien longtemps, mon cher monsieur X***; vous devez être fatigué. Rentrons, si vous le voulez bien, dans la salle de garde ; nous y serons plus à l'aise que dans la pharmacie pour continuer notre entretien.

Quelques instants après, nous étions réinstallés dans la salle de garde.

M. X**** reprit aussitôt :

—Quel remède avez-vous donc remis au garçon de salle pour combrattre l'hémorrhagie qui s'est déclarée chez votre amputé de ce matin ?

—Le perchlorure de fer, lui répondis-je.

—Les composés ferrugineux sont nombreux. Leur action sur le sang est bien connue. Je les ai vu employer avec succès dans des cas de chlorose, d'anémie et de débilité. Mais comment agissent-ils ? me suis-je souvent demandé. Soyez donc assez aimable pour m'expliquer leur action, et, en particulier, celle du perchlorure de fer.

—Les tissus vivants mis en rapport avec les agents divers de la matière médicale produisent des phénomènes spéciaux et diversifiés dont les causes presque insaisissables sont encore ignorées. On a essayé des explications ; si vous tenez absolument à les connaître, je puis vous les reproduire telles quelles, voilà tout. L'action du perchlorure de fer comme hémostatique externe est cependant, vous en jugerez vous-même, parfaitement expliquée.

—Vous me pardonnerez si je vous fatigue ce soir de continuelles questions ; mais il me serait impossible de retrouver jamais une aussi belle occasion d'apprendre ce que je désire beaucoup savoir, je vous l'assure, et ce qu'il vous est si facile de dire, versé comme vous l'êtes dans la matière.

—On ne peut rien vous refuser. — Le perchlorure de fer, très-anciennement connu, avait eu le sort d'une foule de médicaments dont l'empirisme plus que la science avait fait la réputation ; il était tombé dans l'oubli, et c'est aux travaux du docteur Pravaz que l'on doit sa réapparition dans nos formulaires, non plus sous les dénominations de *muriate de fer liquide*, d'*eau styptique de Looff*, de *spécifique astringent de Colbatch*, enfin d'*huile de mars*, qui ne laissaient rien dans l'esprit, mais avec le nom de *perchlorure de fer* que lui a donné la science et qui dépend des lois d'une nomenclature raisonnée.

Les nombreuses applications dont ce composé est susceptible, tant à cause du fer qui en fait la base que du chlore qui entre dans sa constitution et ses propriétés astringentes et styptiques, l'ont placé au premier rang des médicaments hémostatiques et lui font souvent donner la préférence sur les préparations pharmaceutiques qui sont employées pour combattre les hémorrhagies.

Le perchlorure de fer arrête les hémorrhagies externes en coagulant le sang avec lequel il est mis en contact direct. Il le coagule de proche en proche ; quelquefois la masse se prend instanément, comme dans une coagulation spontanée ou cristallisation accidentelle. Tout en augmentant la plasticité du sang, le perchlorure de fer exerce en même temps une action resserrante sur tout le système capillaire, et arrête encore ainsi les hémorrhagies. De nombreuses expériences ont démontré le mode d'action du perchlorure de fer pour les applications directes topiques. Mais est-il vraiment un hémostatique indirect? Doit-on admettre et comment expliquer l'hémostasie interne ? Il n'est, en effet, guère facile de comprendre comment le perchlorure de fer absorbé par les veines de l'estomac, charrié par le sang à travers le foie, les poumons et le cœur, n'exercerait son action coagulante que lorsqu'il est arrivé dans l'organe qui est le siége d'une hémorrhagie. A titre de coagulant, ne devrait-il pas coaguler le sang dans tous les points de l'économie, une fois introduit dans le torrent circulatoire ?

—Logiquement, les choses devraient se passer ainsi.

—Il n'en est rien cependant ; et alors on a pensé que, lorsque le perchlorure de fer pénètre par l'estomac dans l'organisme, le phénomène n'était peut-être pas aussi physique que dans les applications extérieures, topiques, locales du même agent. Ainsi, l'alcool et tant d'autres agents qui coagulent l'albumine ne pénètrent-ils pas impunément dans le sang? Mais alors, par quelles réactions chimiques expliquer l'hémostasie interne ? On n'a pu parvenir, jusqu'à présent à interpréter ce phénomène chimiquement. Alors, après avoir considéré que la plupart des agents de la matière médicale exercent une action sur le système nerveux, on a supposé que le système nerveux, ce lien harmonique et mystérieux de tous les systèmes, dont nous ne savons rien ou presque rien, pourrait bien être pour quelque chose dans le phénomène de l'hémostasie interne. La difficulté de l'interprétation est grande, vous le voyez.

— Le système nerveux, mis en jeu par des causes physiologiques, pathologiques ou intellectuelles, n'introduit-il pas dans l'économie des perturbations imprévues et incalculables ? Je suis convaincu qu'il exerce sur l'organisme humain une grande influence et qu'il a sur lui une action prépondérante.

—C'est possible ; mais, ce qui est certain, c'est que son action est bien mystérieuse et bien étrange.

—Est-on parvenu, au moins, à expliquer l'action des préparations ferrugineuses, dans les cas d'anémie, de chlorose et de débilité, quand elles sont employées à combattre et à guérir l'appauvrissement du sang et à le reconstituer ?

—Le fer se trouvant dans le sang en proportion notable et étant un des principes constituants de l'hématosine, qui contient 10 pour 100 de peroxyde de fer, on comprend que l'on ait cherché à expliquer son action dans l'économie et la propriété incontestable qu'il possède d'accroître la richesse du sang.

On a émis plusieurs opinions sur l'action des composés ferrugineux dans la chlorose. Les uns, en très-petit nombre, pensent que le fer passe directement dans le sang et vient s'ajouter aux globules, sans en augmenter le nombre. Dans cette manière de voir, la proportion de fer contenue dans chaque globule peut augmenter ou diminuer.

D'autres admettent que le sel ferrugineux absorbé et l'albuminate alcalin existant dans le torrent circulatoire se décomposent mutuellement ; il se produit un nouveau sel alcalin et de l'albuminate de fer, véritable base du *cruor* : ce serait donc par un fait chimique des plus simples, par une double décomposition que le globule sanguin prendrait naissance.

—L'explication me paraît concluante.

—Les deux explications que vous venez d'entendre ne sont pourtant que de pures hypothèses, des vues de l'esprit, qui ne reposent ni sur l'expérience ni sur l'observation. La science en est souvent réduite à se résigner à constater des faits et il ne lui est pas toujours possible de fixer des dogmes, à la façon des conciles.

Faut-il accepter le passage du fer dans le sang ? mais l'albumine injectée dans les veines est rejetée par les urines, l'économie veut faire elle-même l'albumine dont elle a besoin. Il en est de même du sucre ; il en est de même de l'eau, de l'iode, etc.

Toutes ces substances passent dans le sang, le traversent, mais ne s'y fixent pas.

Il en est probablement de même aussi du fer ; M. Guillet pèse le fer ingéré et celui rejeté ; la quantité est égale.

—La thérapeutique est une science bien complexe. Que d'efforts !....

—Après m'être convaincu qu'on ne savait et qu'on ne pouvait presque rien savoir sur le mode d'action intime des remèdes, je me suis borné à étudier spécialement chaque médicament, je me suis servilement attaché à l'expérimentation, et j'appartiens au camp très-nombreux des pharmaciens qui suivent avec intérêt les découvertes de la chimie moderne, font des analyses chimiques qui prouvent, quant à l'action thérapeutique du fer, que, dans la chlorose, le chiffre des globules et du fer diminue; étudient avec soin l'action des ferrugineux sur le sang, et attendent un plus grand nombre de faits avant de formuler ou d'accepter une théorie.

—Votre méthode est excellente. Elle vous préservera des errements et des périls des théories hâtives et incomplètes.

—En quittant Paris, je n'ai qu'un seul regret, c'est de me voir privé, désormais, des mille ressources qu'il offre à ceux qui veulent se tenir constamment au courant de la science.

—Eh bien ! mon cher ami, restez à Paris.

—Vous m'aviez déclaré que vous n'insisteriez plus... Mais la perte des ressources dont je vais être privé ne sera-t-elle pas amplement compensée par les précieux dévouements que je vais retrouver.

Quand je fis le choix de la carrière que j'ai embrassée, j'eus le bonheur de rencontrer un guide et un appui dont la bienveillance me suivit à Paris même. Il avait été pharmacien, et c'est un savant de premier ordre, dont le nom et la science sont respectés à Paris, quoiqu'il n'ait jamais quitté la province. Il est, du reste, professeur à la faculté des sciences de Clermont. Il me recommanda à un de ses amis de Paris, que la mort, hélas ! a, depuis, ravi à son affection et à ma reconnaissance. C'était M. Lecoq qui m'avait recommandé..... Quand je me présentai chez son ami, M. Soubeiran.....

—M. Soubeiran était une des plus hautes et des plus puissantes illustrations de la science contemporaine.

—Il avait autant de cœur que de génie. Il me fit le plus gracieux accueil, il m'entoura de sa sollicitude et de sa protection, et c'est à ses encouragements que je dois ce que je sais et ce que je suis. Mais je n'ai pas oublié que c'est à M. Lecoq que je suis redevable du bonheur d'une telle protection. Je pourrai le voir, le remercier, lui témoigner ma reconnaissance.

Oh ! mon cher monsieur X****, je voudrais déjà être parti. Je vais revoir ma mère, je vais la serrer dans mes bras. Je pourrai lui confier les souffrances que j'ai supportées loin d'elle, et les joies ineffables aussi bien que les consolations que son souvenir adoré m'a données au milieu de mes veilles laborieuses et des pénibles épreuves que j'ai traversées.

Je pourrai bientôt embrasser mon excellent frère! Je pourrai lui dire : tu m'as aimé comme le meilleur des frères ; tu m'as tenu lieu de père, de ce père regretté et à jamais regrettable, que nous avons eu le malheur de perdre ! Je t'aime et je te respecte, comme je l'aimais et comme je le respectais.

Je retrouverai à Moulins les bontés et les conseils inépuisables de mon oncle, M. Martin. Il est juge au tribunal civil de Moulins, où il est cité pour son intégrité et sa rare bienveillance. N'est-ce pas pour moi une bonne fortune de pouvoir toujours compter sur son affection et sur son dévouement?

Oh ! je voudrais déjà être parti pour le Bourbonnais, mon cher monsieur X****.

—Quand vous y serez, n'allez pas, au moins, oublier vos amis. Je me recommande à votre bon souvenir.

—Ceux qui m'ont obligé n'ont pas besoin de me recommander de penser à eux. Je ne les oublierai jamais. Ma reconnaissance pour eux ne finira qu'avec ma vie.

Comme dix heures sonnaient à l'horloge de l'hôpital, ainsi finit notre entretien.

A la prière de M. X**** et après son départ, je le reproduisis aussi textuellement que possible, et je lui envoyai le lendemain ce simple récit avec la lettre suivante :

« Mon cher monsieur X****,

« J'ai l'honneur de vous envoyer le *simple récit* que vous m'avez demandé hier, à la fin de votre aimable visite à l'hôpital. Vous le trouverez peut-être trop simple, tant pis pour vous. Ne vous ai-je pas averti de mon insuffisance littéraire, et ne vous ai-je pas prévenu qu'à l'école et dans les hôpitaux, on apprend à faire des collyres, des juleps et des sirops.... et non des romans?

« Tout à vous,

« Émile GILBERT. »

Paris, 30 mars 1860.

www.ingramcontent.com/pod-product-compliance
Ingram Content Group UK Ltd.
Pitfield, Milton Keynes, MK11 3LW, UK
UKHW021042180726
13838UKWH00004B/1970